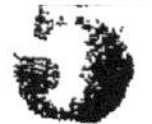

Année 1918   **THÈSE**   N°

POUR LE

DOCTORAT EN MÉDECINE

PAR

H. CAMBESSÉDÈS
Interne des Hôpitaux de Paris

L'AMBULANCE ALPINE

Président : M. LEJARS, *Professeur*

PARIS

E. LE FRANÇOIS, Libraire
9 ET 10, RUE CASIMIR-DELAVIGNE, 9 ET 10

1918

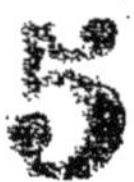

Année 1918   **THÈSE**   Nº

POUR LE

DOCTORAT EN MÉDECINE

PAR

H. CAMBESSÉDÈS

Interne des Hôpitaux de Paris

L'AMBULANCE ALPINE

Président : M. LEJARS, *Professeur*

PARIS

E. LE FRANÇOIS, Libraire

9 ET 10, RUE CASIMIR-DELAVIGNE, 9 ET 10

1918

Faculté de Médecine de Paris

LE DOYEN : M. ROGER   ASSESSEUR : M. POUCHET

PROFESSEURS MM.

Anatomie.	NICOLAS
Anatomie topographique	Auguste BROCA
Physiologie.	Ch. RICHET
Physique médicale	WEISS
Chimie organique et Chimie générale	DESGREZ
Parasitologie et Histoire naturelle médicale.	BLANCHARD
Pathologie et Thérapeutique générales.	ACHARD
Pathologie médicale.	N. TEISSIER
Pathologie chirurgicale	LEJARS
Anatomie pathologique	LETULLE
Histologie	PRENANT
Opérations et appareils	N.
Pharmacologie et matière médicale.	POUCHET
Thérapeutique	N.
Hygiène	CHANTEMESSE
Médecine légale.	N.
Histoire de la médecine et de la chirurgie.	N.
Pathologie expérimentale et comparée.	ROGER
Clinique médicale.	DEBOVE, WIDAL, GILBERT, CHAUFFARD
Maladies des enfants	HUTINEL
Clinique des maladies mentales et des maladies de l'encéphale	N.
Clinique des maladies cutanées et syphilitiques.	GAUCHER
Clinique des maladies du système nerveux	Pierre MARIE
Clinique chirurgicale.	Pierre DELBET, QUENU, N., HARTMANN
Clinique ophtalmologique.	DE LA PERSONNE
Clinique des maladies des voies urinaires.	LEGUEU
Clinique d'accouchements.	BAR, COUVELAIRE, RIBEMONT-DESSAIGNES
Clinique gynécologique.	POZZI
Clinique chirurgicale infantile	KIRMISSON
Clinique thérapeutique.	Albert ROBIN
Hygiène et clinique de la 1ʳᵉ enfance.	MARFAN.

Agrégés en exercice

MM.

ALGLAVE	GUILLAIN	LOEPER	ROUSSY
BERNARD	JEANNIN	MAILLARD	ROUVIERE
BRANCA	JOUSSET (A.)	MOCQUOT	SAUVAGE
BRUMPT	LABBE (Henri)	MULON	SCHWARTZ (A.
CAMUS	LAIGNEL-LAVASTINE	NICLOUX	SICART
CASTAIGNE	LANGLOIS	NOBECOURT	TANON
CHAMPY	LECENE	OKINCZYC	TERRIEN
CHEVASSU	LEMIERRE	OMBREDANNE	TIFFENEAU
DESMAREST	LENORMANT	RATHERY	VILLARET
GOUGEROT	LEQUEUX	RETTERER	ZIMMERN
GREGOIRE	LEREBOULLET	RIBIERRE	
GUENIOT	LERI	RICHAUD	

DU MÊME AUTEUR

Kyste dermoïde du trajet inguinal, eu collaboration avec le
Dr A. Guinard, Chirurgien de l'Hôtel-Dieu. *Gazette des Hôpitaux.* (23 février 1909).

Ménage délirant halluciné chronique, en collaboration avec le
Professeur agrégé Laignel-Lavastine. *Société de Psychiatrie de Paris.* (25 octobre 1913).

Paraplégie flasque à début aigüe. Poliomyélite aigüe probable. Syndrome de cloisonnements sous arachnoïdien spinal. (État méningé siro-albumineux partiel). En collaboration avec le Professeur agrégé Laignel-Lavastine et le Dr Marcel Bloch. *Société de Neurologie de Paris.* (6 novembre 1913.

Fonctionnement du Service d'isolement de l'Hôtel-Dieu pour les malades agités et délirants, en collaboration avec le Dr P. Kahn, Chef de Clinique des maladies mentales. *Société Médicale des Hôpitaux.* (6 mars 1914).

Migraine ophtalmoplégique et liquide céphalo-rochidien, en collaboration avec le Professeur agrégé Sicard. *Société de Neurologie de Paris.* (11 juin 1914).

Un cas de Migraine ophtalmoplégique, en collaboration avec le Dr Toulant. *Société d'Ophtalmologie.*

A MES CAMARADES

DU 320ᵉ RÉGIMENT D'INFANTERIE

MORTS AU CHAMP D'HONNEUR

INTRODUCTION

C'est un sujet de toute autre nature assurément que
celui-ci que nous avions en vue pour notre thèse. Mais la
déclaration de la guerre est venue mettre fin aux recherches
commencées pendant nos deux années d'internat; son
prolongement nous oblige maintenant au choix d'un nouveau sujet.

La difficulté est grande pour un médecin de bataillon
d'entreprendre une thèse. Si le rôle modeste de médecin
de troupe est par bien des côtés fort attachant, combien il
demeure impropre à tout travail médical original.

Quelques semaines passées dans une ambulance alpine
nous ont donné l'occasion de connaître cette formation
médicale spéciale à la guerre de montagne. Un séjour
d'une année dans les divers secteurs des Vosges, comme
médecin de bataillon, nous en a fait comprendre tout l'intérêt. C'est à montrer cet intérêt que nous avons consacré
ce travail.

La vie d'une Ambulance Alpine, isolée dans la solitude
des neiges offre, pendant l'hiver rigoureux des Vosges, une
physionomie très originale.

Des pages ajoutées à la fin de ce travail essayent de
fixer quelque chose de cette vie du Service de Santé dans
la montagne.

*
* *

Si modeste qu'il soit ce travail n'aurait pu être mené à bonne fin sans les conseils et les renseignements reçus des maîtres et des camarades. Que M. le docteur Baumgartner, chirurgien des Hôpitaux de Paris, chirurgien consultant de la VIIe Armée trouve ici l'expression de nos remerciements pour le concours qu'il nous a apporté.

Nous avons une dette de reconnaissance aussi à l'égard de M. le Médecin Major Le Guelinec de Lignerolles, médecin chef du G. B. D. de notre division et à l'égard de notre ami M. l'officier gestionnaire Gasque. Nous n'avons garde d'oublier ceux qui nous ont permis d'illustrer ce travail M. le Médecin Major Bonnette, le capitaine Sommier et notre ami le docteur Dèche.

*
* *

La thèse est toujours l'occasion d'un retour de la pensée vers les années d'études écoulées, et ce retour ne va jamais sans regret. Mais combien la privation du travail intellectuel pendant les heures longues de la captivité et de la guerre rend plus vif encore ce regret des temps heureux de l'étude.

Que de fois dans ces quatre ans de guerre n'aurons-nous pas reporté notre pensée vers ces années d'études où nous avons connu la meilleure joie du travail auprès de nos maîtres dans les hôpitaux, les professeurs P. Teissier et Chantemesse, les professeurs agrégés Sicard, Laignel-Lavastine, les docteurs Galliard, Mathieu, Netter, Guinard.

CHAPITRE I

HISTORIQUE

Le Règlement du Service de Santé en campagne est très bref sur l'organisation du service dans un secteur de montagne.

Une Ambulance n° 3 était prévue, qui était réservée aux troupes de montagnes et de l'Algérie. Elle comprenait comme personnel 7 médecins, 2 officiers d'administration 56 brancardiers et gradés ; comme matériels, 9 cantines de chirurgie, 2 de médicaments, 5 d'administrations, 40 brancarts, 22 cacolets et 5 litières. Tout le bagage de cette ambulance était chargé sur mulets de bât. De là pour elle une très grande liberté de mouvement.

Mais dans un secteur de montagnes il importe de diviser le service de santé pour pouvoir suivre les unités combattantes dans leurs mouvements. Pour ce motif les six compagnies des Bataillons de chasseurs ont chacune leur médecin auxilliaire. Aussi nombreux étaient les médecins militaires des troupes alpines qui demandaient la division de l'Ambulance n° 3.

Dans l'édition 1913 de son livre sur la Direction du Service de Santé en campagne, le médecin inspecteur

Troussaint indique l'Ambulance Alpine réduite à l'effectif de 3 médecins et 42 brancardiers à l'état de projet. Ce projet était appliqué en août 1914; mais la décision qui créait les ambulances alpines ainsi constituées devait être de peu antérieure à cette date. Et c'est là sans doute qu'il faut trouver la raison des hésitations qui se sont manifestées dans l'utilisation des Ambulances Alpines pendant la guerre.

Nous connaissons surtout l'histoire des débuts de la campagne pour l'Ambulance Alpine X.. Mais nous croyons savoir qu'elle fut analogue pour toute les autres formations de ce genre.

L'Ambulance Alpine X, part de Lyon avec son effectif au complet et du matériel le 7 août 1914. De ce jour date une période de vie nomade où l'ambulance va cherchant un élément d'armée à qui se rattacher. Ordres, contre-ordres, avances, reculs se succèdent. « Par les routes des Vosges, on continue à demander ce qu'est devenue la division à laquelle on était rattaché. Nul ne veut connaître une formation d'aspect aussi étrange, qui ne ressemble en rien aux formations connues, qui déroule sur les routes une si longue théorie de mulets et n'a pas de voitures » (Rapport de M. l'Officier gestionnaire Gasque).

L'Ambulance pendant ses périgrinations s'occupe à des travaux de fortune jusqu'au jour ou (décembre 1914) elle est appelée à aller seconder une Ambulance divisionnaire installée dans un secteur des Vosges. Jusqu'en juillet 1915 l'Ambulance Alpine X sert ainsi d'organe de complément pour l'évacuation et le soin des blessés. Tantôt suppléant le G. B. D., tantôt aidant les ambulances divisionnaires elle

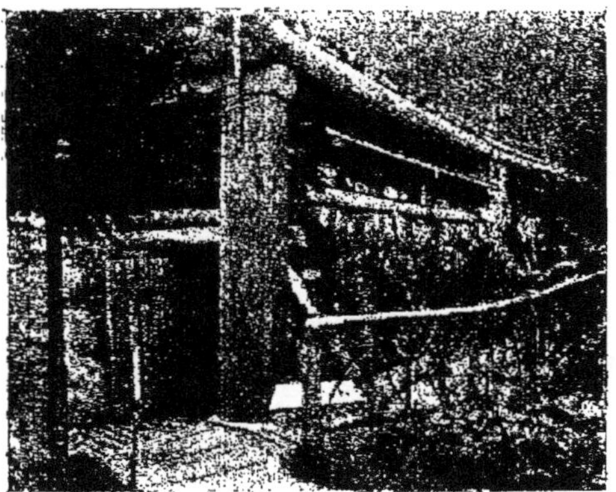

Abri en superstructure. (Ambulance Alpine X).

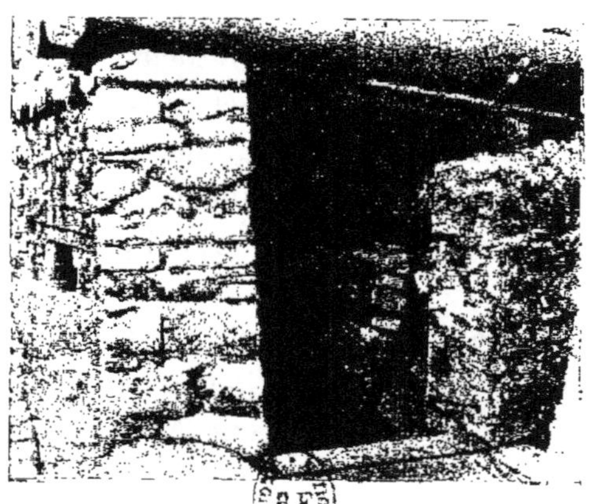

Abri souterrain. (Ambulance Alpine X).

_ Ambulance alpine X _
28
2 m
L
M
Poste de Réconfort
N
Route
H
G
D
K
E
F
C
I
W.C.
A
B
J
J
J
. Légende .
A   Salle de triage
B   Salle d'opérations
C   Vestibule
D   Salle du colonel Boussat
E   Salle du général Serret
F   Salle de pansements
G   Pharmacie
H   Cuisine
I   Vestiaire
J   Bagne de médecins
K   Salle à manger des médecins, abri accessoire
L   Koncel abri
M   Poste de réconfort
N   Amphithéâtre

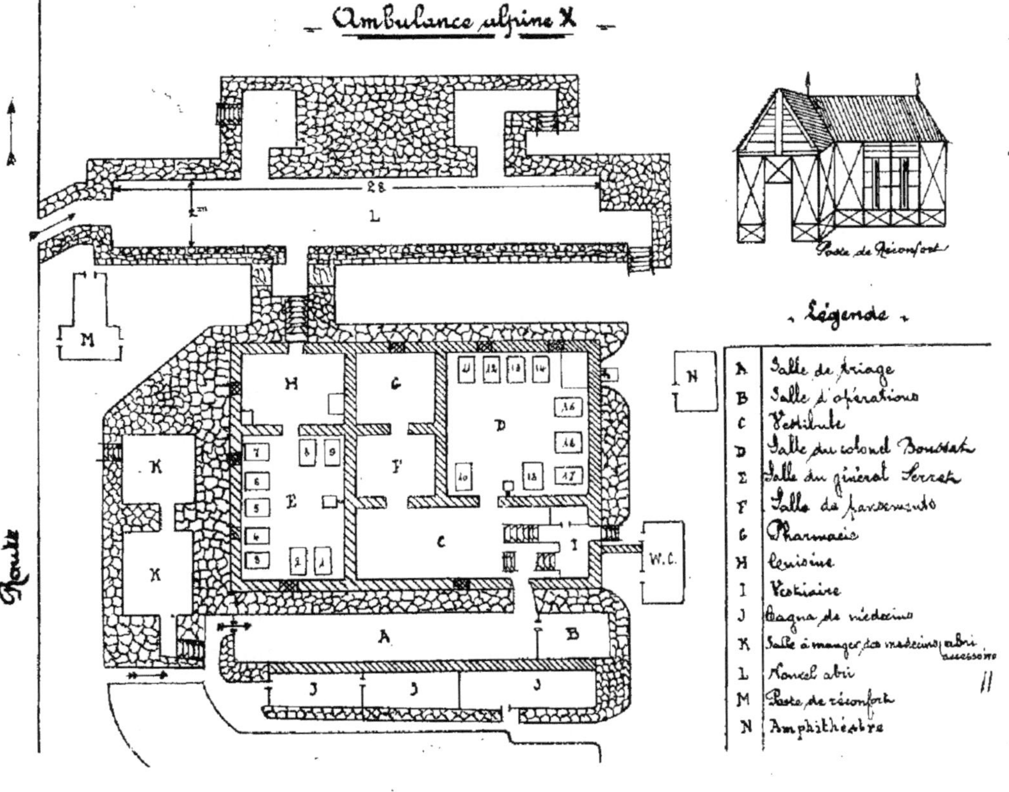

11

constitue une sorte de renfort pour ces deux formations.

Mais des affaires récentes ont montré l'extrême difficulté des transports en montagne. Pendant plusieurs kilomètres il faut porter les blessés dans des boyaux de neige ou sur des pistes à peine tracées pour arriver jusqu'au point où peuvent accéder les automobiles.

Comment s'étonner dès lors que des blessés aient dû attendre parfois 18 et 24 heures entre le moment où ils furent blessés et celui où ils arrivèrent entre les mains du chirurgien.

« Dès les premières affaires un fait brutal nous a frappé le nombre des blessés trouvés morts dans les traîneaux, les voitures, les automobiles, ou mourant peu après leur arrivée au centre hospitalier. Ce spectacle nous a rappelé les journées d'août, les embarquements en masse des blessés dans des trains sous la pression de l'ennemi, les sacrifices humains qui en sont résulté ». Ainsi s'exprime le médecin principal Thooris qui est un des premiers à notre connaissance a avoir vu l'utilisation des Ambulances Alpines comme postes chirurgicaux avancés.

C'est alors (environs de juin 1915), que l'installation des Ambulances Alpines dans la montagne est décidée. Mais situées près des lignes ces Ambulances seraient en danger permanent si leur construction n'était prévue dans des conditions spéciales de solidité.

L'Ambulance Alpine X reçoit l'ordre de s'installer au fond d'une vallée dans une maison abandonnée. Et c'est à l'aménagement de cette maison que le personnel va dorénavant employer ses efforts.

Les bombardements avoisinants obligent assez vite à la

construction d'un abri où peuvent être descendus les blessés et malades dès l'arrivée des premiers obus.

Bientôt même il apparait qu'il faut renoncer à loger les blessés aux étages de la maison. Des travaux nouveaux sont entrepris qui vont permettre d'installer toute l'ambulance dans la cave et dans des abris annexes.

CHAPITRE II

DESCRIPTION DES AMBULANCES

§ 1. — La construction.

L'Ambulance Alpine est à proximité des lignes (2 kilomètres en moyenne). Aussi sa construction exige-t-elle une solidité à l'épreuve des bombardements.

Les matériaux de construction ne manquent pas dans la montagne vosgienne : épais rondins de la forêt, grès des carrières. La main-d'œuvre ne fait pas défaut pendant les longues périodes où le travail propre de l'Ambulance est très réduit. Ainsi s'explique comment les Ambulances Alpines, modestes à leur début, se sont agrandies de façon continue. Rien de plus varié et de plus pittoresque que l'architecture de ces diverses Ambulances de montagne. Toutefois les différents genres peuvent se ramener à deux types.

1° Abri construit.

2° Abri creusé en souterrain à flanc de montagne.

Le 1er type est moins fréquent, nous en donnerons une description détaillée parce que c'est l'Ambulance X ainsi construite qui fait surtout l'objet de ce travail.

Le 2e type sera fourni par l'Ambulance Y dont toutes

les pièces importantes sont profondément enfoncées dans le flanc de la montagne.

*
* *

L'Ambulance X est aménagée dans les vastes caves d'une maison. C'est là du moins que se trouvent les deux salles de blessés et les dépendances (bureaux, cuisine, salle de pansements). Des agrandissements successifs ont annexés à l'Ambulance une série d'abris fortement construits.

Les salles de l'ancienne cave sont bien protégés contre le bombardement. Des piliers faits de troncs d'arbres forment un soutènement solide pour le plafond. Ainsi étayée la voûte peut supporter la charge importante des rondins et de pierres déposés au rez-de-chaussée de la maison.

Les murs sont renforcés par une épaisseur de deux mètres de troncs d'arbres et de pierre.

Les abris de nouvelle construction ne sont pas moins à l'épreuve des bombardements.

L'un d'eux est construit, parallèle au mur ouest de la cave. Il forme un long corridor dont l'extrémité est aménagée en salle d'opérations.

Des trois autres abris l'un, parallèle au précédent est divisée en trois petites pièces s'ouvrant directement du dehors. Ce sont les chambres du personnel officier. Le deuxième qui longe le mur nord de la cave n'a pas comme les précédents la protection naturelle de la maison. Aussi a-t-il été construit avec un soin particulier. Murs épais de ciment avec prises obliques de jour protégeant contre les éclats, double protection de la toiture avec intervalle formant chambre d'éclatement tout a été conçu selon les méthodes modernes de construction d'abris. De l'avis des officiers du génie c'est un modèle d'abri solide. (1)

Toutes les toitures sont recouvertes de gazon pour éviter la visibilité par avions.

**

L'entrée de l'Ambulance donne accès dans l'abri A. C'est la salle de triage, longue pièce en corridor.

Point de lits, presque aucun mobilier. Mais sur les murs sont fixés des portes brancards pliants. Relevés et sans usage en temps ordinaire ils permettront en cas d'affluence d'augmenter de quinze le nombre des couchettes ou pourront trouver place de grands blessés.

C'est dans cette pièce que se tient l'équipe des infirmiers et brancardiers de garde. Repas du personnel de service, visite des malades du dehors le matin, consultation l'après-midi tout se passe dans cette salle. Séparée par l'épaisseur d'un fort mur de la cave elle même elle permet de laisser aux salles de blessés le repos et le silence nécessaire. Cet abri est la salle de déshabillage des blessés.

C'est là que le blessé, apporté par l'équipe des brancardiers du G. B. D, sera déposé entre les mains des infirmiers. Tandis qu'on prévient le médecin de garde, que le caporal infirmier prend auprès des brancardiers du G. B. D, et du blessé les renseignements, les infirmiers s'occupent à déshabiller le blessé.

Cependant la salle d'opération située au bout du corridor

(1) Un nouvel abri en construction parallèle au mur Est viendra augmenter la capacité de l'Ambulance.

de triage a été préparée. Avec sa lumière électrique abondante, son chauffage instantané par un brûlot à alcool, son mobilier simple comprenant une table d'opération construite par l'Ambulance, une table à instruments, un support à cuvettes de désinfectants, son installation est sommaire mais suffisante.

.* *

Un corridor creusé dans le mur épais de la cave permet d'accéder dans la cave abri.

Les salles diverses souvent sur un vestibule carré située au bas de l'escalier de la cave. Sous l'escalier un réduit contient des cases pour les vêtements des blessés et un ratelier pour leurs armes.

A droite la salle Colonel Boussad (B) est celle des grands blessés (neuf lits). Une séparation permet d'isoler trois lits destinés soit à des blessés très graves soit à des officiers.

La salle Général Serret (C) comprend neuf lits également. En temps normal elle est affectée aux petits blessés et aux malades.

Entre les deux pièces est une salle de pansement (D) avec l'autoclave. Dans un réduit adjacent se trouve la pharmacie, avec la réserve importante de pansements.

Le bureau et la cuisine (E) sont attenants à la salle des petits blessés.

.* *

Nulle part la lumière du jour ne pénètre dans les diverses salles de l'Ambulance. Les fenêtres de la cave ont été transformées en simples cheminées d'aération. Mais la lumière électrique installée partout permet d'obvier à cet inconvénient.

Tout a été tenté du reste pour ôter à ces caves leur aspect de tristesse et pour leur donner même un certain cachet de sobre élégance. Les piliers de soulèvement sont ornés à leur partie supérieure d'une corbeille en bois courbé remplie de feuillages. Au haut les murs crépis à la chaux est peinte une guirlande de fleurs.

Des autres abris, affectés au personnel officier, rien à dire sinon que bien construits, ils fourniraient en cas d'affluence de blessés des salles accessoires.

*
* *

Aussi bien une annexe de l'Ambulance située à environ quatre cents mètres dans une baraque permet de disposer d'une vingtaine de lits où petits malades et petits blessés peuvent en hiver attendre pendant quelques jours que l'évacuation soit rendue possible.

Toute visite à l'Ambulance Alpine X comporte un détour jusqu'aux baraquements du personnel. Rien n'a été négligé ici pour le confort et l'hygiène.

C'est à l'écart de l'Ambulance, tout un hameau de baraques bien installées. Baraque réfectoire, baraque cuisine, baraque chambrée, tout est conditionné au mieux, chauffé par de grands poêles, éclairé à l'électricité. Des portes de secours donnent accès à un solide abri en galerie creusé au flanc de la montagne derrière les baraquements.

Plus loin voici le quartier des écuries avec sa forge, sa sellerie.

CAMBESSÉDÈS

2

La promenade des visiteurs se prolonge le plus souvent jusqu'à la scierie installée par l'Ambulance. Un moulin à eau donne la force motrice à une dynamo qui fournit la lumière électrique et à une scie rotative qui débite des planches toute la journée.

Cette scierie a rendu les plus grands services. Grâce à elle, l'Ambulance a pu par ses propres moyens, s'agrandir et construire la série des baraquements où elle loge son personnel. Au reste toute l'installation progressive de l'Ambulance X a été faite sans aucun concours étranger et représente un effort digne des éloges qui lui ont été souvent prodigués.

Le deuxième type est celui des Ambulances de montagne. Ces Ambulances comportent : 1º une série d'abris souterrains qui constituent les pièces essentielles de l'Ambulance en fonctionnement; 2º une série de constructions en façade, soit simples châlets en planche, soit abris construits. Dans ces derniers abris se trouvent les pièces du personnel et les bureaux où se passe la vie de l'Ambulance en période calme.

Telle est par exemple l'Ambulance Y (voir photographie et plan ci-contre).

Cette Ambulance se compose de 4 abris souterrains : un pour les grands opérés dont l'état nécessite une présence de plusieurs jours à l'ambulance (10 lits), un pour les blessés évacuables (8 lits) et deux pour les petits blessés (10 lits chacun).

Les deux premiers abris : celui des immobilisés et celui des évacuables communiquent par un couloir souterrain avec deux petites salles profondément enfoncées dans la montagne : salle de pansements et salle d'opérations.

L'Ambulance est construite au flanc de la montagne sous la forêt de sapins. Le terrain est constitué d'une couche végétale recouvrant une base de grès rouge des Vosges excessivement dur.

Le maximum de solidité eut été donné par des abris en « mine ». Mais l'humidité du sol a obligé à la construction dite « en fouille ouverte » s'enfonçant dans la montagne.

Au fond de la fouille aux parois rocheuses de 7 mètres de hauteur des abris métros en tôles ondulées en demi-cercles ont été installés sur plancher. La galerie ainsi formée fait une pièce de 2 mètres de hauteur sur 3 mètres de largeur. Chaque salle a une longueur de 10 à 12 mètres.

La protection en est très bien assurée. Un cadre de madriers surmonte les tôles. Remplié dans sa partie inférieure de cailloutis l'espace entre tôle et madriers est laissé libre dans sa partie supérieure formant ainsi chambre d'éclatement.

Puis jusqu'au niveau du sol au-dessus du cadre c'est une épaisseur de 4 mètres de couches alternatives de forts rondins et de blocs de grès.

Au total un obus tombant sur l'abri aurait 6 mètres de matériaux très solides à traverser.

Un inconvénient de ce genre d'abris est la faible hauteur des parties latérales des pièces ainsi formées. Pour les salles de blessés la question est de peu d'importance, les parties latérales étant occupées par des couchettes basses. Mais pour les salles d'opérations et de pansements où il faut pouvoir tourner autour du brancard, l'inconvénient est réel.

L'Ambulance Z a une salle d'opérations en « abri métro

surélevé » dont la construction est intéressante par la solidité et le confortable.

Les tôles ondulées reposent sur des « murettes » de 0,80 de hauteur en maçonnerie de ciment où sont noyés des crochets forgés qui agrafent les courières inférieures des tôles. Aux deux extrémités sous la clef deux pylônes de maçonnerie de ciment (de 0,80 $\times$ 0,80) supportent une grosse bille de chêne génératrice de la clef.

Les eaux d'infiltration sont récupérées de chaque côté de la tôle dans un petit caniveau aboutissant à un réservoir utilisable pour les besoins de l'Ambulance.

§ 2. — Personnel et matériel d'une Ambulance Alpine.

L'Ambulance Alpine comprend :

Médecin Major	1
Médecin Aide-Major	1
Officier d'Administration gestionnaire	1
Médecin auxiliaire	1
Sergents	2
Caporaux	3
Soldats infirmiers	37
Maréchaux des logis	2
Brigadiers	3
Conducteurs	57
Animaux : chevaux (officiers)	3
chevaux (troupe)	4
mulets	49

Matériel : 9 cantines de chirurgie

2 cantines de médicaments

5 cantines d'administration

2 bâches pour couvertures

10 bâches de brancards pliants

2 tonneaux de 30 litres

1 ballot de gouttières.

CHAPITRE III

L'AMBULANCE ALPINE
« ORGANE DE TRAITEMENT »

§ 1. — Rôle de l'Ambulance Alpine.

La création des Ambulances Alpines est l'application de réformes dont la nécessité est apparue au cours de la guerre. Ainsi s'explique pourquoi l'Ambulance Alpine est restée un certain temps à trouver un emploi judicieux, et comment on peut en attendre aujourd'hui des résultats intéressants.

Un court historique du **service de santé** en campagne est ici nécessaire.

Mieux que toute autre considération il éclairera le rôle que joue l'Ambulance Alpine.

Indiquer ce rôle c'est situer l'Ambulance Alpine dans les nombreux échelons du service de santé.

*
* *

L'histoire du service de santé dans les débuts de la guerre est facile à résumer : A l'avant le service submergé, hâtant de son mieux les évacuations après pansement sommaire.

A l'intérieur les hôpitaux militaires et civils s'ouvrant aux blessés pour des soins méthodiques.

De la victoire de la Marne date la période des améliorations progressives.

La ligne se stabilise. L'ordre s'établit. Dès lors, services de l'avant et services de l'arrière vont fonctionner de manière régulière.

Bien vite se confirme l'idée qu'il est impossible de songer à donner des soins suffisants au poste de secours régimentaire. Le problème sera celui des évacuations rapides hors des postes de l'avant.

Le transport par automobile vient apporter la modification la plus souhaitable. Un service régulier d'autos entre en fonctionnement. Par lui, l'évacuation en temps plus opportun se fait vers les Ambulances. De celles-ci il existera deux types : l'une, Ambulance de l'avant, mobile, Ambulance de triage; l'autre, Ambulance de 2ᵉ ligne, Ambulance de traitement, plus ou moins immobilisée, et à laquelle pourra s'adjoindre un H. O. E. pour les hospitalisations.

*
* *

Mais des progrès sont encore à accomplir. Des discussions s'engagent dans le monde médical. Il s'agit de savoir le lieu où doit s'établir l'Ambulance de traitement.

La tribune de la Société de chirurgie reçoit les appels des chirurgiens du front. Ceux-ci n'ont pas tardé à s'apercevoir que trop souvent encore les blessés n'arrivent pas en temps voulu pour l'intervention. Il en est ainsi en particulier des blessures du crâne, de l'abdomen, de la poitrine des grands fracas des membres. Pour être tentées avec chances de succès, de telles interventions avant tout doivent être précoces.

Il y a plus. Ce n'est pas seulement une certaine catégorie de blessures qui nécessitent une intervention d'urgence. Des enseignements se sont dégagés de l'étude de l'évolution de toutes les plaies de guerre; le laboratoire a mis l'expérimentation au service de la chirurgie. Clinique et laboratoire sont d'accords : quels que soient son siège et sa nature, toute plaie de guerre est septique; et il apparaît comme une règle absolue que tout blessé demande à être mis le plus tôt possible entre les mains du chirurgien.

L'examen bactériologique montre en effet la grande richesse de la flore microbienne des plaies. Vibrion septique, bacillus perfreugens, cocci de toutes sortes, sont les hôtes habituels des plaies suppurantes.

Sans doute les auteurs varient dans leur appréciation de l'heure où se fait la pullulation microbienne, mais de l'ensemble des travaux, certaines données générales se dégagent qu'on peut ainsi résumer :

1° Toute plaie de guerre doit être considérée comme infectée.

2° Deux à quatre heures après la blessure la prolifération microbienne est faible.

3° La pullulation a lieu entre quatre et douze heures; commençant par les germes du type vibrion, bacilles perfreugens, elle continue par l'espèce des streptocoques, staphylocoques, pneumocoques; elle passe par deux stades : anaérobie et aérobie.

4° Douze heures après la blessure la prolifération a varié de l'unité à douze millions (Deschamps), à quinze millions (Carrel et Duhelly).

Dans ces conditions toute plaie de guerre exige une désinfection, et une désinfection précoce.

Mais sur la provenance de cette infection d'autres enseignements du laboratoire vont apparaître qui ne méritent pas moins l'attention.

La riche flore des plaies de guerre provient d'une infection tellurique. Des recherches faites sur la terre des tranchées ont montré que cette terre, souillée sans cesse par les déjections humaines et par les cadavres est un milieu très redoutable. Le cobaye meurt en quelques jours après une inoculation de cette terre.

La richesse microbienne est d'autant plus grande que plus souvent le terrain a été le théâtre d'opérations. La terre des secteurs d'offensive est particulièrement septique.

C'est par les fragments des projectiles, par les débris de vêtements qui, suivant l'expression du professeur agrégé Carnot, forment une « gangue septique » autour du soldat, que l'infection tellurique et stercorale sera portée dans l'intimité des tissus.

La nature de la plaie elle-même joue un rôle de premier ordre dans le développement de la flore microbienne des plaies. Dans les conditions de la guerre actuelle, la plaie est le plus souvent anfractueuse et irrégulière. Elle réalise le vase clos, vraie cavité d'incubation semée des débris vestimentaires où l'infection prendra naissance. Les tissus d'attrition, la bouillie musculaire (dévitalisée) (Leriche) fait avec le sérum exsudé de la plaie un milieu inerte, propice au développement de l'infection. D'où le principe de l'exérèse obligée de tout tissu mortifié.

Il convient enfin de tenir grand compte dans la pathogénie de l'infection, de l'état de moindre résistance du sujet, augmenté par l'hémorragie de l'état de schock.

Ces diverses considérations ont formulé les indications de la technique du traitement des plaies de guerre :

1° Supprimer toute anfractuosité et pour cela débrider dans la large mesure nécessaire.

2° Faire l'ablation de débris de projectiles et de vêtements, et des esquilles libres.

3° Disséquer les tissus contus méthodiquement pour exciser les parties mortifiées.

Au résumé deux notions sont essentielles. Pour toutes plaies il faut :

1° Précocité des soins.

2° Soins chirurgicaux.

Ces soins nécessitent une installation suffisante. Au pansement individuel si souvent platonique et toujours insuffisant il faut substituer « le Pansement intervention » Mais qui dit intervention : dit organisation, matériel, salle d'opération, de stérilisation, de couchage : toutes choses qui ne se peuvent trouver dans un poste de secours de l'avant. Il importera dès lors d'amener avec son matériel le chirurgien au blessé.

*
**

Deux moyens sont apparus propres à réaliser ce désir :

1° Formations chirurgicales mobiles.

2° Postes chirurgicaux avancés.

C'est dans le sens du développement des formations

chirurgicales mobiles que s'est faite l'évolution des progrès dans le service de santé aux Armées. Il en existe 2 types (A) Autos chirurgicales (B) Equipes chirurgicales.

L'Auto chirurgicale est un organe de transport rapide de chirurgiens et de matériel. Elle vient s'accoler à des ambulances locales à qui il appartient de préparer au préalable l'hospitalisation nécessaire.

Ce système permet de porter sur tel point du front tout ce que nécessite le traitement des blessés. Il suffit que le nombre des autos chirurgicales ainsi concentrées soient en rapport avec l'importance des opérations en cours.

Dernière venue en date, la création des équipes chirurgicales a donné d'excellents résultats. La preuve en est dans l'augmentation rapide de leur nombre.

L'équipe chirurgicale est une formation de personnel toujours prête au départ, aussi bien à l'intérieur qu'aux Armées. Elle n'est pas un organe d'Armée et peut être demandée partout où les opérations rendent sa présence nécessaire.

***

A l'inverse de ces formations chirurgicales mobiles dont le nombre a été en croissant, le poste chirurgical avancé est demeuré un système d'exception. C'est qu'en dépit des avantages apparents le poste chirurgical avancé présente de grands inconvénients. Sans entrer ici dans la discussion engagée entre les partisans et les non partisans du P. C. A. nous nous bornerons à quelques remarques.

Et tout d'abord les P. C. A. devraient être multipliés sur toute la ligne. Ils nécessiteraient un nombre très important de chirurgiens de carrière, puisqu'il s'agit précisément de chirurgie difficile (crâne, abdomen, etc.).

Pour être d'une solution moins difficile une question analogue se poserait pour le matériel. Sans doute ce n'est là qu'une affaire budgétaire. Encore faut-il ne pas oublier que dans la conception actuelle d'un service de chirurgie de guerre, il faut prévoir une instrumentation très importante (1). Et ne serait-ce pas augmenter les frais de façon inutile que de multiplier les centres chirurgicaux?

Mais là n'est pas la plus grande difficulté. Celle-ci réside plutôt dans l'installation des P. C. A. Chacun sait que le traitement d'un blessé exige un temps assez long de repos sur place. Repos avant l'intervention ; beaucoup d'opérations ne peuvent être tentées qu'après dissipation de l'état de schock. Repos surtout après l'intervention ; une période de plusieurs jours doit être laissée à la plupart des grands opérés, avant de songer à leur transport. Et l'importance de cette question est d'autant plus grande que les blessés qui ont un bénéfice à attendre du P. C. A. sont ceux qui ont à être opérés d'urgence, c'est-à-dire ceux-là même qui auront besoin d'un repos après une intervention souvent importante.

Dès lors le P. C. A., même s'il ne conserve que les blessés chez qui une intervention d'urgence est nécessaire, devra avoir de grandes proportions.

Il faut qu'il soit un vaste abri à l'épreuve des plus fortes actions de l'artillerie.

(1) L'apport de l'eau en quantité suffisante est aussi une difficulté.

Ce dernier point est de première importance. Tous les chirurgiens sont d'accord à ce sujet. Il importe que le blessé ait un sentiment d'absolue sécurité. Mais comment songer à assurer ce repos dans un poste avancé, où les échos du champ de bataille arrivent incessamment?

Aussi bien, c'est là un fait : le blessé ne se sentira en sécurité que loin du terrain des opérations. Il faut avoir vu la hâte qu'ont les blessés à quitter les postes de secours avancés, si solide soient-il, pour comprendre l'importance de ce facteur (1). L'ennemi avancera-t-il? Une alerte au gaz n'est-elle pas à craindre? et l'évacuation du P. C. A. vers l'arrière ne serait-elle pas une nouvelle occasion de danger? Autant de questions qui peuvent hanter l'esprit du blessé (2).

Le P. C. A. nous apparaît impraticable et inutile : Inutile s'il s'agit d'un secteur calme, parce que l'évacuation à l'arrière, à 15 kilomètres en moyenne de la ligne est facile et rapide ; impraticable au cours d'une attaque, parce que presque nécessairement insuffisant pour les raisons que nous venons d'établir.

Mieux vaut donc nous semble-t-il, par une évacuation rapide loin des lignes de l'avant, emmener le blessé

(1) Tous ceux qui ont fait le récit de rudes engagements n'ont-ils pas noté cet automatisme qui pousse les troupes qui viennent de se battre héroïquement, inconscientes de toute fatigue, vers les cantonnements les plus éloignés. Il en est de même du blessé. Dans un poste de Secours on voit arriver des blessés du ventre ou des membres inférieurs, qui n'ont pas voulu attendre le secours des brancardiers. Il faut parfois user d'autorité pour les empêcher de continuer leur route après pansement.

(2) Un pharmacien aide-major nous citait l'exemple d'un P. C. A. où il fut affecté. Dans une affaire de quelque importance, le poste fut encombré : petits blessés venus seuls chercher du secours, grands blessés apportés par les brancardiers, eurent tôt fait de déterminer un afflux trop considérable, malgré la hâte des opérations et des évacuations. Plusieurs blessés furent de nouveau atteints alors qu'on les sortait du P. C. A. pour les évacuer.

jusqu'à un centre chirurgical bien installé, bien aménagé.

A l'avant il ne doit y avoir que des combattants ; le blessé n'en est plus un : il faut qu'il débarrasse le champ de bataille.

Brancards et automobiles en nombre suffisant, voilà en réalité le vrai problème pour l'avant. Le brancard pour le boyau, l'automobile dès qu'on peut utiliser les routes.

Avec l'automobile le transport jusqu'au centre chirurgical est rapide. Là le blessé trouvera l'équipe chirurgicale qui attend dans une Ambulance installée avec tous les perfectionnements nécessaires à une opération parfaite. Là il pourra attendre sans hâte le jour où son état lui permettra l'évacuation vers l'arrière (1).

Mais si le P. C. A. n'a pas été généralisé il peut dans certaines circonstances offrir de grands avantages. Une vaste carrière, un fort inutilisé, permettent d'installer parfois un chirurgien non loin des lignes. Vers lui les médecins régimentaires pourront diriger des cas de très grande urgence.

L'Ambulance Alpine représente un de ces cas d'exception. La longueur des évacuations rend importante cette annexe chirurgicale de l'avant ; leur impossibilité parfois pendant l'hiver la rend nécessaire.

Et précisément la construction à flanc de montagne d'un P. C. A. solide est facile.

Le rôle de l'Ambulance Alpine est celui d'un poste chirurgical avancé. C'est suivant le mot du médecin principal Georges, un des promoteurs de l'installation des Ambu-

---

(3) Les interventions d'extrême urgence sont rares. Il n'y en a que deux : Hémorragie et Trachéotomie.

lances Alpines, en des points avancés, une « Antemne chirurgicale ».

. Et durant de long mois d'hiver elle ajoute à ce rôle, celui d'une ambulance ordinaire de traitement chirurgical et médical.

*
* *

Le rôle médical de l'Ambulance est moindre que son rôle chirurgical. Néanmoins, à ce point de vue, les Ambulances Alpines rendent aussi de grands services aux corps avoisinants.

Nombreuses sont en effet dans les Vosges les unités isolées dans des camps de la montagne, qui ne peuvent recevoir la visite quotidienne de leur médecin en raison des distances.

Pour les malades de ces unités, l'Ambulance Alpine ait tous les matins une consultation médicale.

Plusieurs Ambulances Alpines constituent même une sorte d'Infirmerie de cantonnement, qui permet de conserver à la chambre pour quelques jours de petits malades en observation ou en traitement.

Une pharmacie met à la disposition du Médecin traitant un choix de médicaments plus important que celui dont disposent en général les médecins des corps de troupe.

On comprend aisément l'avantage d'une telle hospitalisation temporaire dans de bonnes conditions pour la santé des hommes comme pour la conversation des effectifs.

Une mention spéciale doit être réservée aux cas d'intoxication par les gaz. On sait que pour être actifs les soins doivent être hâtifs et que l'immobilisation précoce est un élément du succès.

De là le rôle intéressant que peut jouer l'Ambulance Alpine dans le traitement des intoxiqués par les gaz.

*
* *

Parmi les rôles accessoires de l'Ambulance, il faut signaler la création par chaque Ambulance d'un poste de réconfort.

Le permissionnaire, où l'agent de liaison qui arrive fatigué d'une longue course peut à toute heure trouver repos et nourriture (thé, chocolat, pain).

Dans une annexe de l'Ambulance X, a installé à cet effet un chalet des plus avenants.

Enfin l'Ambulance s'occupe aussi des ensevelissements C'est à l'ambulance de X, que les morts du secteur sont amenés par les soins du G. B. D.

L'officier gestionnaire remplit les fonctions d'officier d'Etat-civil.

L'Ambulance s'attache avec un soin particulier aux funérailles des soldats morts au champ d'honneur. Les tombes sont par elles entretenues dans un parfait état.

§ 2. — Fonctionnement de l'Ambulance Alpine.

En fait le rôle essentiel d'une Ambulance Alpine est donc un rôle chirurgical. En tout temps elle traite les blessés urgents et quand l'évacuation est impossible tous les blessés et malades. Aussi est-ce pendant l'hiver que l'Ambulance Alpine a son vrai fonctionnement.

CAMBESSÉDÈS

Tout blessé arrivant à l'Ambulance est deshabillé et examiné.

S'il s'agit seulement d'une plaie en séton par balle avec orifices étroits ou d'une plaie légère le pansement est fait à nouveau, le blessé est mis en surveillance pour être évacué au premier départ.

La plaie plus importante recevra les soins qu'elle nécessite. Stérilisation des téguments avoisinants à l'éther ou à la teinture d'iode, débridement très grand, d'autant plus que la partie du membre atteint est plus épaisse, et la plaie plus profonde par incision parallèle au grand axe du membre; exsérèse des parties mortifiées par dissection, régularisation de la plaie, enlèvement de tous les débris vestimentaires, corps étrangers et projectiles; le tout suivi, soit de la suture immédiate, soit d'un très large drainage avec traitement antiseptique suivant la méthode de « Carrel ».

L'attention s'arrête surtout aux plaies où déjà les tissus du membre avoisinant la plaie sont tuméfiés, durs, tendus et peut-être déjà crépitants. C'est dans ces cas que l'on craint la gangrène gazeuse qui pourra commander une amputation d'urgence.

La précocité de ces soins, la découverte des fragments de projectiles plus aisée dans les heures qui suivent immédiatement la blessure, tels sont les avantages du poste chirurgical qu'est l'Ambulance Alpine.

En cas d'hémorragie la ligature est substituée au garrot de fortune placé au poste de secours. On sait l'inconvénient d'un garrot trop longtemps laissé en place et l'influence déterminante qu'il a sur le développement d'une gangrène gazeuse foudroyante.

Le dernier blessé vu par nous à l'Ambulance Alpine est un exemple entre beaucoup du bénéfice que peut tirer un blessé atteint d'hémorragie d'une Ambulance Alpine avancée.

Observation I.

X... Étant en sentinelle double à... est atteint d'un éclat d'obus à l'avant-bras gauche. Une forte hémorragie s'en suit. Le blessé a la présence d'esprit de se faire comprimer la racine du membre par le camarade en sentinelle avec lui.

Quelques instants après un garrot est appliqué au poste de secours. Évacué, le blessé arrive à l'Ambulance Alpine 3 heures environ après sa blessure.

A l'examen, large plaie en séton de la partie supérieure de l'avant-bras gauche, forte hémorragie dès que l'on desserre le garrot. Débridement, recherche au milieu des muscles dilacérés du vaisseau qui saigne. Il s'agit de l'artère humérale, la ligature est faite ; pansement ; Dackin continu.

Dans les heures qui suivent on lutte contre l'état d'anémie qui est grave.

Le lendemain on agite la question d'une amputation, dans la crainte d'une gangrène gazeuse que l'aspect de la plaie permet de supposer. On temporise. On pratique de nombreuses pointes de feu au pourtour de la plaie. Par la suite l'idée d'amputation est rejetée, l'aspect de la plaie s'améliorant. Au bout de quelques jours quand peut avoir lieu l'évacuation, rendue impossible le jour de la blessure par l'état des routes, le blessé s'en va en bonne voie de guérison.

Des soins attentifs sont donnés aux fractures compliquées. Elles sont largement ouvertes, pour l'extraction des corps étrangers et esquilles libres, puis immobilisées car

« toute fracture porte en elle dès le début le germe de toutes les infections possibles sans qu'on puisse rien en deviner initialement » (Leriche).

***

Mais de plus grandes interventions peuvent être pratiquées. Toute Ambulance Alpine a sa salle de chirurgie installée pour les opérations de tout ordre. Ce n'est pas ici le lieu de reprendre la discussion sur l'utilité des laparotomies dans les plaies de l'abdomen.

Citons seulement un exemple où une intervention précoce paraît avoir sauvé la vie du blessé.

Observation II

P... Georges, soldat au...ᵉ d'Infanterie, classe 1914.

Plaie abdominale, hémorragie de la branche iliaque externe. Plaie de la fesse, fracture de l'os iliaque.

Blessé le 6 avril 1917, à 3 heures du matin. Arrivé à l'Ambulance à 6 heures.

Examen à l'arrivée : 4 orifices d'entrée (*a*) région de la crête iliaque droite, (*b*) région de la crête iliaque gauche. (Plaie ne paraissant pas pénétrante), (*c*) fesse droite, plaie pénétrante profonde oblique vers la fosse iliaque, (*d*) fesse droite partie inférieure, trajet oblique vers la cuisse.

Le blessé se plaint de douleurs abdominales dans tout le côté droit, faciès et pouls bons. Empâtement de la fesse iliaque droite avec défense musculaire.

A 7 heures le pouls devient petit et filiforme, opération immédiate.

Compte rendu de l'intervention : Laparotomie le long de la gaine du grand droit. Le péritoine ouvert il sort un flot de sang provenant d'une branche supérieure de l'iliaque externe. Ligature.

Examen intestinal : pas de perforation.

Drainage du petit bassin, suture.

Incision postérieure le long du trajet se dirigeant vers la fosse iliaque. L'os iliaque est perforé. Enlèvement de trois esquilles et drainage (Le drain pénétrant dans la fosse iliaque iliaque interne).

Aucun projectile n'a été extrait.

Huile camphrée, caféine, sérum artificiel, sérum antitétanique.

Position de Fowler.

Aussitôt après l'intervention le pouls est bon, à 100 plein et bien frappé, hoquet intermittent et quelques vomissements.

9 avril : température 37°5, pouls 100, faciès bon, hoquet, pas de vomissements, gaz et selles : pansements, pas de suppuration.

11 avril : Pouls 98, état général très satisfaisant, ni hoquet, ni vomissements. Pansement, légère suppuration de la plaie abdominale.

Évacué le 14 avril, état très satisfaisant.

Les trépanations rentrent dans les catégories des opérations d'urgence nécessaires. Ici encore nous vous donnerons au hasard des interventions celle d'un des derniers blessés de notre régiment.

Observations III.

M... Louis soldat au ° régiment d'infanterie, classe 1910.

Le 9 juin à 9 heures du matin une balle de mitrailleuse d'avion atteint M... Louis au crâne région pariétale ligne médiane. L'accident a lieu à quelques mètres du poste de secours auprès de nous. Le blessé est pansé aussitôt cependant qu'on avertit l'Ambulance Alpine par téléphone qu'un blessé va lui arriver, et qu'une trépanation s'imposera selon toute vraisemblance.

La salle d'opération sera prête à l'arrivée du blessé.

Diagnostic à l'entrée à l'Ambulance : Plaie pénétrante du crâne par balle. Etat comateux. *Opération immédiate* 1° Trépanation au niveau de l'orifice d'entrée à la partie supérieure du crâne à 2 centimètres en arrière de la suture fronto-pariétale. Hématome sous-duremérien. Blessure du sinus longitudinal. Tamponnement au catgut. Pansement compressif.

 2° Incision de la voute palatine, enlèvement d'esquilles. Extraction du projectile, balle française.

La balle a suivi un trajet de haut en bas : est passée dans la portion postéro-interne de l'orbite ou elle a provoqué une hémorragie rétro-oculaire, a pénétré dans le maxillaire supérieur, traversé le sinus maxillaire et est aller se loger sous la muqueuse palatine.

9 juin 19 heures : Le blessé sort du coma, cécité de l'œil droit.

11 juin : Suites normales, la vision de l'œil commence à reparaître.

Evacué sur une Ambulance, son état étant satisfaisant.

Préliminaires et suites des interventions.

On sait l'importance de l'état de schock dans les blessures de guerre. C'est un état de moindre résistance général, véritable « hémorragie de la sensibilité ». S'il peut entraîner la mort par lui-même il peut aussi faciliter l'infection par la diminution de la résistance du sujet.

Aussi importe-t-il de dissiper cet état avant de songer à une intervention (1). Si donc le blessé est à l'arrivée pâle refroidi, hypotendu, s'il a conservé une certaine lucidité dans les idées on attendra le résultat des toni-cardiaques, du repos absolu et du réchauffement par des sources de chaleur, et non pas par de simples enveloppements.

Ici encore apparaît l'avantage de l'Ambulance Alpine dans le pronostic des blessures de guerre surtout pendant l'hiver. Dans la pathogénie encore si mal connue de ces états de schock, nul doute qu'un certain rôle ne soit joué par des conditions indépendantes de la blessure elle-même. Long transport et froid sont entre ces différents facteurs parmi les plus importants. L'Ambulance Alpine poste avancé reçoit le blessé rapidement.

Un transport de longue durée, inévitable dans les régions montagneuses, est ainsi évité.

Sans doute il est d'observation courante que tout blessé arrivant dans une Ambulance ait froid. Mais dans un secteur de montagne avec les hivers rigoureux des Vosges ce phénomène est plus marqué encore quelques précautions que l'on puisse prendre dans le transport du blessé à l'Ambulance.

Aussi la salle de deshabillage de l'Ambulance Alpine est elle toujours maintenue à une forte température. Bien des blessés, on peut affirmer, auraient succombé à l'état des schock s'ils avaient dû continuer leur route vers une Ambulance de la vallée.

Le blessé opéré et pansé est transporté dans la salle des blessés entrants. On n'oubliera pas de pratiquer une injection de sérum antitétanique, si celle-ci ne l'a pas été au P. S. régimentaire. Dans les cas où il y a indication les

---

(1) « Réserve faite de certains cas de schock consécutifs à des blessures multiples d'un membre, dont la cause est peut-être dans une intoxication non microbienne, due à l'attrition massive des tissus, et qu'une amputation d'extrême urgence pourrait faire disparaître ».

injections de sérum « Leclanche et Vallée » pourront être faites.

Dans la salle l'opéré trouve un lit. Un personnel indiqué prend durant la nuit la garde auprès de lui. A l'Ambulance X..., le médecin chef fait lui-même une visite des blessés vers minuit. « La propreté du corps et du linge, le service de garde, la parole réconfortante du médecin, ses attentions et celles des infirmiers le dévouement affectueux du personnel font partie pour ainsi dire du traitement du grand blessé ».

Un élément indispensable du succès est le sentiment de sécurité. Cet avantage est offert par la construction solide de l'Ambulance (1).

(1) « L'intransportable était hier, quand il était indemne, un héros à l'épreuve de tous les périls qui peuvent menacer un soldat. Aujourd'hui c'est un grand enfant à qui il faudrait une maman. Couchez-le sous la tente ou dans une baraque de carton bitumé il sera agité, anxieux au moindre sifflement de projectile, au moindre éclatement dans le voisinage. Il suppliera qu'on l'enlève, il s'irritera, se désespèrera en cas de refus. Schock moral d'une gravité redoutable qui se surajoute à l'état de schock actuel. Mettez-le sous un abri blindé, immédiatement le sentiment de sécurité détend ses traits malgré le bruit, apaise ses affres. Son pauvre visage passe instantanément à la sécurité. Tout à l'heure, il n'avait qu'une idée fixe partir, mourir plutôt que de rester exposé, maintenant il s'est assagi, il peut guérir, il ne songe plus qu'à guérir » (Thooris)

Cette question de l'anxiété des blessés, il faut la comprendre :

Un blessé ne se suffit plus à lui-même; le sentiment de la peur fait naître celui de la fuite; le blessé sait qu'il ne peut pas se mettre lui-même à l'abri; il dépend d'un autre que lui-même; c'est ce sentiment d'incapacité et de dépendance qui augmente son anxiété.

CHAPITRE IV

L'AMBULANCE ALPINE
ORGANE D'EVACUATION

L'Ambulance Alpine est un organe spécial à la guerre de montagne. C'est un échelon rendu obligatoire par les difficultés des évacuations. Aussi comprend-on que le rôle de l'Ambulance Alpine comme organe d'évacuation soit très important.

Des fractions du G. B. D. sont adjointes à plusieurs Ambulances Alpines ainsi que des relais de sections sanitaires automobiles.

En été, l'évacuation est simple. Elle ne diffère en rien de ce qu'elle est dans un autre secteur du front (1). La brouette porte-brancard des G. B. D. ou de l'Ambulance va à la rencontre des blessés aussi près que possible des Postes de Secours régimentaires. Souvent un mulet est attelé devant la brouette pour aider à monter les côtes.

Trois ou quatre brouettes réunies les unes aux autres en série, peuvent être tirées par le même animal. Pour faciliter cet assemblage, des crochets ont été placés aux extré-

(1) Les types d'automobiles les plus utilisés sont ceux du type léger, soit voiture américaine Ford (4 blessés couchés, 8 assis), soit voiture Kellner (20 blessés couchés, 4 assis).

mités arrières des bras de la limonière, et des petits traits de 1 m. 20 sont prévus pour réunir les différentes brouettes.

De l'Ambulance Alpine à l'Ambulance de traitement fort éloignée, c'est l'automobile qui fait le trajet tous les jours ou tous les deux jours.

Mais le rôle de l'Ambulance Alpine a surtout son intérêt pendant la longue période d'hiver.

Alors les chemins sont transformés en de simples pistes qui courent le plus souvent dans les boyaux de neige entretenus à grand peine par des équipes de travailleurs.

L'Automobile viendra encore au point le plus rapproché de l'Ambulance où l'état des routes lui permettra d'accéder. Là, un relai sera installé.

C'est à ce relai que, dans la mesure où les chemins le permettront, les traîneaux amèneront tous les jours, blessés et malades.

*
* *

La question du transport des blessés en montagne avait déjà avant la guerre préoccupé bon nombre de médecins militaires qui avaient été appelés à accompagner les troupes alpines dans leurs manœuvres.

Nous devons à l'obligeance de M. le Médecin-Major Clerc toute une documentation intéressante sur ce sujet. Nombreux étaient les systèmes proposés tant en France qu'à l'étranger (Suisse, Italie, Autriche). Et ce nombre de dispositifs témoignent des difficultés qu'on escomptait pour l'évacuation des blessés en montagne. Transports à

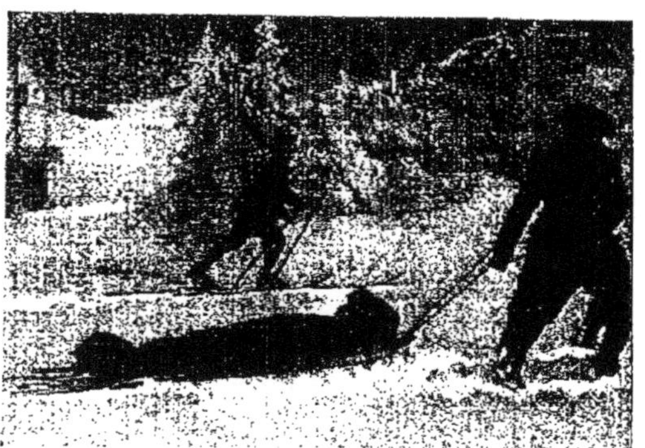

Transport par skis. Transport par schlitte

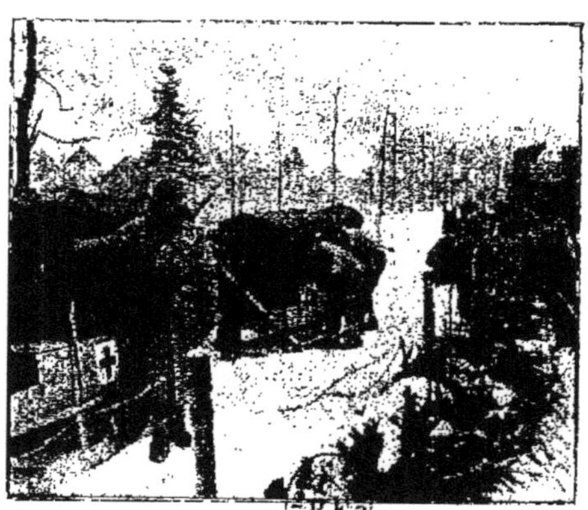

Traineau

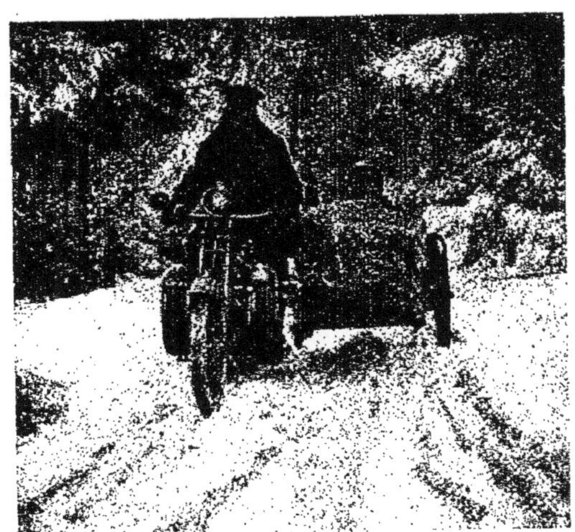

Side-car.

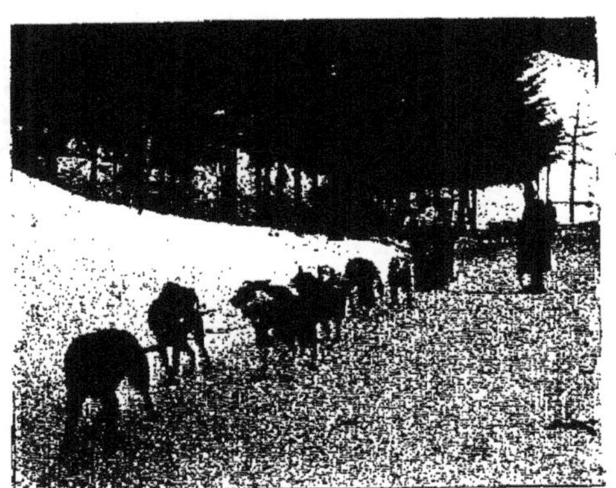

Traineau à chiens.

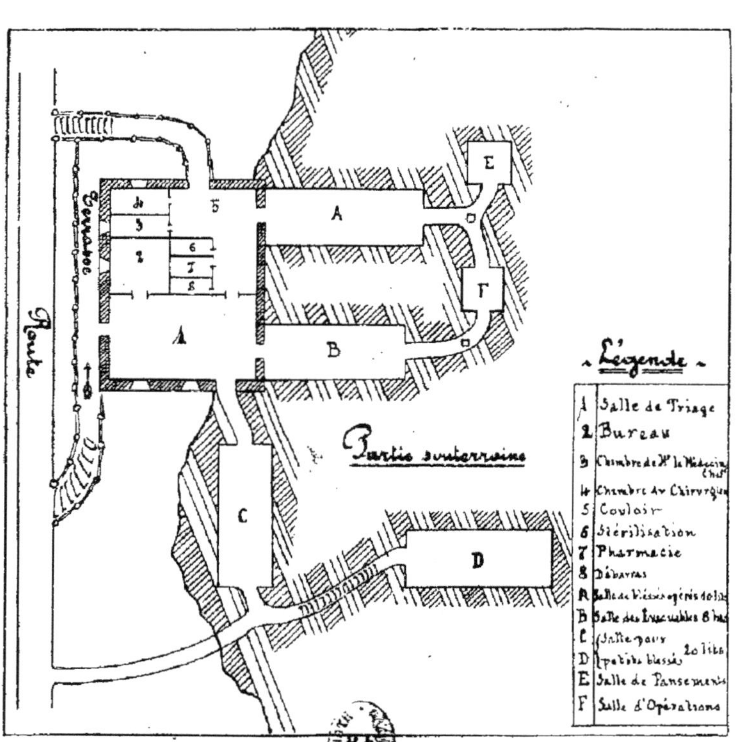

Ambulance Alpine V.

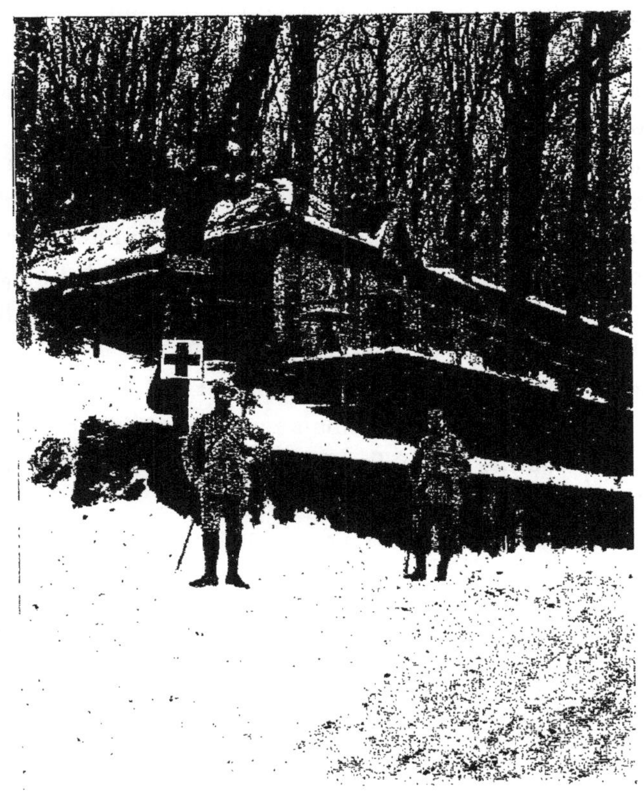

Ambulance Alpine V. — Façade.

dos d'hommes avec les divers systèmes de sellettes (1), transport sur brancards spéciaux (2), skis-brouette à une roue, cacolet, schlittes ou traîneaux, ont été l'objet d'études et d'essais.

De ces divers moyens, les trois derniers ont été retenus dans la pratique de la guerre.

La schlitte et le traîneau, joue le plus grand rôle pour les évacuations d'hiver.

La schlitte est surtout utilisée auprès des lignes. L'aménagement pour le transport d'un brancard en est très facile. Poussée par des brancardiers ou traînée par un mulet, elle peut utiliser la moindre piste dans les neiges. Chaque Ambulance Alpine dispose d'une série de schlittes de divers modèles (3).

Les différents systèmes de traîneau ont été construits par les Ambulances. L'Ambulance X... a d'abord eu des traîneaux fournis par le Touring-Club. Huit hommes assis

(1) Les premiers essais datent de la guerre d'Italie.
La plupart des systèmes proposés ressemblent à la sellette du Médecin-Major Froehlich de l'armée suisse.
Le transport à dos est très fatiguant et constitue une méthode d'exception.
(2) A mentionner le brancard-hamac du Médecin aide-major Malgat; le brancard Stulhbare avec la bricole et le collier pour le porter horizontalement; le brancard traînant du Médecin-Major Eybert où la toile réunit de longues hampes de quatre mètres, dont les extrémités postérieures traînent sur la pente de la montagne, tandis qu'un brancardier soulève et tire la partie antérieure.
(3) Nous empruntons au Médecin-Major Bonnette cette citation :
Traîneau ski : « Dans les compagnies de skieurs, il est facile d'improviser un traîneau susceptible de transporter un blessé couché, soit en accouplant quatre skis placés les uns contre les autres (modèle du lieutenant Roche), soit en prenant deux patins et en fixant sur eux un bâti en tubes d'acier, formant support pour les brancards. Le poids du blessé fait un peu exagérer la courbe centrale du ski, dont l'avant bute dans la neige et rend son glissement plus difficile.
Ce traîneau a l'avantage d'être très rapidement improvisé : « Il passe partout, quelle que soit l'épaisseur et la qualité de la neige ou la pente du terrain ; deux hommes suffisent à le traîner. » (Thorris).

y trouvaient place. Mais le poids en était excessif. Il fallait, pour tirer ces traîneaux, trois ou quatre mulets. Leur inconvénient le plus grave était leur trop grande largeur. Sur les hauteurs, le chemin en hiver n'est le plus souvent qu'un simple boyau étroit. De là de grandes difficultés dans l'emploi d'un traîneau large.

Le Traîneau fabriqué par l'Ambulance X... est fort bien conditionné. C'est une solide schlitte dont les glissières sont formées de patins en fer. La substructure recouverte d'une bâche est faite d'un coffre sur lequel sont aménagés des bancs amovibles, avec dossier. Les bancs enlevés, un brancard peut y être déposé. Ainsi compris le traîneau peut emporter un homme couché, quatre hommes assis.

Un caractère assez spécial est le dispositif des deux roues. De chaque côté du cadre deux petites roues de vingt centimètres environ de diamètre sont montées sur un système à levier. En marche normale les roues sont levées et le traîneau porte sur ses glissières. Mais l'abaissement du levier permet de faire rouler le véhicule. Ce dispositif est très avantageux. Il permet d'éviter tout transbordement dans la période où les traîneaux ont à utiliser successivement une route dans la vallée et le chemin de neige sur les hauteurs.

Les Ambulances Alpines sont dotées de cacolets. Le cacolet est, comme chacun sait, constitué par un bât de mulet supportant de chaque côté un siège ou une litière (1) pour blessé. Le cacolet remonte à la guerre d'Espagne, et a été fort utilisé dans la conquête de l'Algérie. Dès avant

(1) La litière, trop lourde, trop encombrante, trop secouée, n'est pas à notre connaissance, utilisée dans la guerre des Vosges.

la guerre les corps Alpins étaient pourvus de cacolets nombreux. Mais dès ce moment aussi on avait noté qu'un tel moyen de transport n'était qu'un pis aller.

Sans doute le mulet a rendu les plus grands services pour les transports dans la guerre de montagne. Il leur suffit du moindre sentier si abrupt soit-il ; son pas est très sûr ; s'il glisse parfois il lui arrive rarement de tomber.

Mais les blessés transportés en cacolet sont très secoués et de ce fait la catégorie de ceux qui peuvent utiliser ce moyen d'évacuation est assez restreint.

Le meilleur pour peu que l'état des chemins le permette est encore d'atteler le mulet devant la schlitte. Or le réseau des chemins et des routes dans les Vosges s'est développé à un point tel que le Cacolet est aujourd'hui peu utilisé.

* *
*

Le side-car automobile a été employé dans plusieurs ambulances alpines. C'est un véhicule léger à 4 roues. Le conducteur est monté sur une selle de motocycliste. Derrière lui au niveau des roues arrière se trouve un siège pour blessé assis ou un support pour blessé couché. Les avantages du side-car sont grands. L'exiguité des routes n'est pas un obstacle pour lui. Le side-car peut même circuler dans les chemins de neige. Il a la rapidité de l'automobile et est assez confortable même pour un blessé couché.

Mais le side-car ne peut transporter à la fois qu'un seul blessé. Or l'évacuation quotidienne d'une Ambulance Alpine comporte le plus souvent plusieurs blessés ou malades. Le side-car serait ainsi obligé à plusieurs voyages par jour. Et son prix de revient serait sensiblement supérieur à celui de l'automobile. La consommation en essence est de 50 p. 100 de celle d'une voiture Ford par exemple à quatre places couchées.

Le side-car demeure toutefois un moyen d'évacuation commode, soit qu'il y ait une évacuation à faire isolément (contagieux) soit surtout qu'une partie de la route en hiver soit possible pour le side-car et impraticable pour l'automobile.

* *

Tels sont les principaux moyens d'évacuation actuellement utilisés. Des autres nous ne dirons qu'un mot.

L'évacuation par câble aérien est un système de transport complémentaire. Des essais ont été pratiqués. Le blessé peut être assis sur la benne ou couché sur un brancard assujetti à la benne. En 10 minutes la descente se fait d'une hauteur de 860 mètres.

Le transport par câble n'est pas employé en service normal. Il est facile de leur prévoir cependant des objections. Monsieur le Médecin Major Le Guelinec de Lignerolles, médecin chef de G. B. D. s'est attaché à l'étude de ce moyen de transport. Nous lui devons les observations suivantes :

Un gros inconvénient résulte déjà de l'impression de manque de sécurité qu'ont les blessés sur des bancs à circulation aérienne. Il faudrait attacher les blessés graves sur leurs brancards pour éviter les accidents. De plus le chargement et le déchargement de la benne nécessiterait des manipulations des blessés.

L'économie de temps est un avantage trompeur. Tout compte fait transport de l'Ambulance Alpine au point de départ du cable, embarquement, voyage, débarquement, attente de l'Auto qui doit être chargée à quatre ou six suivant la voiture, trajet de la gare de débarquement à l'ambulance de traitement il y aurait plutôt temps perdu pour l'évacuation.

Ce moyen d'évacuation au reste demeure éventuel (1).

Il en est de même du transport par traîneau à chiens. Ces traîneaux rendent des services pour les transports sur les sommets des Vosges pendant l'hiver.

L'attelage de la schlitte légère se comporte de neuf chiens du Canada. Huit sont groupés par paire; le neuvième, chien de tête, est seul dressé à une obéissance (relative) à la voix du conducteur. Celui-ci debout sur l'arrière du cadre de la schlitte actionne le frein. Le traîneau est un moyen de transport rapide, trop rapide peut-être même dans les descentes que les chiens dévalent à une folle allure. L'instabilité de ce véhicule ne le fait pas utiliser en service normal. Il ne le serait qu'en cas d'affluence de blessés.

Les essais qui ont été faits devant une commission ont dû pourtant donner des résultats intéressants.

Un des membres de la commission, le Professeur Forgue a écrit : « J'ai expérimenté moi-même pour un trajet assez étendu ce mode de transport, il est d'un confortable très satisfaisant et paraît être très bien supporté par les grands blessés » (cité par Bonnette).

(1) Un projet a été fait de transporter les blessés par une voie de 0 m. 60 qui accéderait à l'Ambulance alpine. Il n'a pas été à notre connaissance mis à exécution.

LA VIE D'UNE AMBULANCE ALPINE PENDANT L'HIVER

§ I. — Une journée à l'Ambulance Alpine X.

La vie commence d'assez grand matin. Le personnel de la formation est divisé en deux partie : une équipe d'infirmiers spécialement dressés au service des malades; une équique — de beaucoup la plus nombreuse — d'ouvriers et manœuvriers de tout métier.

Tandis que les premiers s'occupent de remettre en état de propreté les locaux de l'Ambulance et de préparer la visite du matin, les autres sont déjà à l'œuvre.

Toute une longue théorie de mulets bâtés quitte le cantonnement, les uns attelés à des traineaux, les autres simplement pourvus du cacolet. On part pour le ravitaillement de la formation. Ravitaillement varié. Les vivres d'abord: Le centre de distribution se trouve à quelques kilomètres, desservi par un cable, et qui livre bon pain et viande excellente.

Le bois est indispensable à la vie d'une Ambulance Alpine. On grimpe dans une forêt domaniale et on en descend d'énormes arbres qui seront la charpente et l'ossature de nouveaux abris. Il paraît même que l'Ambulance X. s'était créée dans la spécialité des gros rondins, une jolie réputation, a tel point que des officiers examinant dans un secteur voisin des abris en construction, et jugeant les rondins de taille déclaraient : Ce sont des rondins d'Ambulance Alpine.

CAMBESSÉDÈS

4

D'autres mulets descendent leur charge de bois de chauffage. L'hiver est long et froid.

Enfin un certain mulet blanc, particulièrement hargneux qui mérite le nom de Guillaume et d'être — comme lui sans doute un jour — « damnatus ad lapides », recommence chaque matin un pélerinage vers quelques-uns de ces éboulis caractéristiques du pays, carrière inépuisable de grosses pierres qui formeront pour nos constructions une solide carapace.

Tous ces approvisionnements de matériaux de toute sorte viennent se déverser a quelque chantier toujours ouvert. A peine un travail est-il terminé, le besoin d'une nouvelle installation se fait sentir et les projets ni les bras ne chôment jamais. Il semble que, la guerre de position dut-elle durer longtemps encore, la pelle, la pioche, la scie, la hache n'auront jamais fini leur œuvre. Le crissement aigu de la scie qui dévore sans arrêt toutes les planches qu'on lui apporte semblent être comme la plainte fiévreuse de tout ce mouvement et de cette agitation.

Pendant ce temps, la vie à l'intérieur de l'Ambulance n'est pas moins active. Une fois achevée la toilette de la maison, les températures prises, le Médecin passe d'abord la visite des unités isolées. C'est le défilé classique des bronchites, rhumatismes, embarras gastriques. Pour eux l'Ambulance est une sorte d'infirmerie de cantonnement.

Puis c'est la visite et la révision des pansements des blessés en traitement, gardés ici jusqu'au jour ou leur évacuation sera possible.

Vers neuf heures le convoi d'évacuation attend ceux qui doivent partir. En été, 1 ou 2 autos, en hiver, c'est-à-dire pendant près de cinq mois, les traineaux amplement munis de couvertures, de bouillotes, de chancelières en peaux de mouton.

Durant le milieu du jour, l'Ambulance, à part les chantiers toujours en mouvement, est à peu près calme.

De temps à autre passent des permissionnaires harassés par une course de plus de 30 kilomètres, des hommes venus en renfort qui ne connaissent pas le pays, des coureurs ou agents de liaison, transis par la bourrasque. Ils s'arrêtent au poste de réconfort installé dans la cour et y trouvent du bouillon, du thé, du café, du chocolat.

En sommes, une sorte de St-Bernard hospitalier. Il n'y manque même pas la course par la nuit à la recherche du voyageur égaré dans la neige... Vite des volontaires munis d'une bouteille thermos de café chaud, de quelques ampoules de caféïne et d'huile camphrée et on part.

On ramène enfin le malade à l'ambulance où il achève de se ranimer.

Parfois, vers la chute du jour, car l'ennemi voit facilement les attroupements ou les convois aux environs de l'ambulance, on ensevelit les morts.

Pour eux l'ambulance n'a pas fini son œuvre.

Les militaires tombés dans le secteur sont pour la plupart transportés à la morgue de l'ambulance. A tous, on fait un cercueil et sur une croix on inscrit tous les renseignements utiles. L'ambulance s'est attachée à cette œuvre de l'entretien des tombes. Plusieurs cimetières du secteur ont été aménagés par ses soins.

Sur un corbillard de fortune, une voiture que l'on orne de verdure et de branches de sapins on place le cercueil recouvert d'un drap tricolore. Un prêtre infirmier dit les dernières prières et escorté par le piquet d'honneur, accompagné d'une délégation de l'ambulance, le convoi part vers le cimetière. La population alsacienne des environs a été toujours impressionnée par le soin pieux apporté a ce culte des morts et par là leçon de générosité Française envers les morts ennemis. Plusieurs familles allemandes devront à l'ambulance de pouvoir prier sur la tombe de leurs morts.

La nuit vient et avec elle, peut on dire, commence la véritable journée de l'ambulance. Dans ce secteur en effet les évacuations ne peuvent avoir lieu que de nuit, l'ennemi tenant sous le feu de ses mitrailleuses les boyaux et les routes. On attend. La guerre, comme la vie, se passe à attendre. Souvent la journée a été particulièrement tumultueuse, crapouillotage intense qui ébranle tout, bombardement ininterrompu; on craint une attaque et certainement un afflux de blessé le soir. Et il n'est pas rare d'avoir la bonne surprise de ne pas en recevoir. D'autres fois au contraire on n'a rien perçu d'extraordinaire mais un coup malheureux amène des victimes. Ici comme ailleurs se vérifie la loi des séries... Dès qu'on entend le frottement de la schlitte sur le caillebotis ou le bruit de la brouette porte brancard on est en éveil : Voici un blessé. Il est amené ici par un poste de brancardiers.

A peine entré dans l'Ambulance le blessé éprouve une impression bienfaisante de sécurité. Là je ne risque rien dit-il souvent. Il fait meilleur ici et ce sentiment de confiance est loin d'être un élément négligeable. Que de fois tandis que l'Ambulance n'était pas encore munie d'abris ni installée dans le sous-sol, le thermomètre accusait le soir de soudaines poussées de températures chez des blessés qu'on avait du transporter en hâte dans les caves aux premiers obus. Maintenant l'homme a confiance d'être échappé au danger et de « s'en être tiré ».

Souvent il a été blessé depuis de longues heures et malgré la proximité de l'Ambulance il a du attendre dans un poste de secours de première ligne. Tout transi de froid, tout boueux, ébranlé par le shock, il se sent peu à peu pénétré par l'atmosphère chaude de l'abri. Le chirurgien l'opère, le panse. Bientôt voilà le patient enroulé dans ses bandes blanches dans un lit chaud où il rêve et refait encore la nuit le combat inachevé...

On attend le reste de la nuit pour recommencer le lendemain.

Ainsi s'écoulent les journées a peu près semblables sans autre incident que ceux qu'y mettent les capricieux voisins d'en face.

Plus que partout ailleurs le temps paraîtrait long dans l'isolement d'une Ambulance Alpine si la meilleure camaraderie n'y régnait. LAmbulance X fut à cet égard privilégiée. La plus franche gaieté de bon aloi ne quitta jamais ce milieu amical qui si souvent rappella à beaucoup les heures les plus heureuses de la salle de garde.

Chacun à la ronde connaissait la légendaire hospitalité de l'Ambulance Alpine.

Tous les officiers du secteur le savaient : pour eux aussi l'Ambulance était un poste de réconfort. Toujours un accueil chaleureux leur était réservé, toujours la table était ouverte. On ne demandait à l'hôte de passage que d'animer la conversation. Celui-ci revenant des lignes apportait le récit des derniers engagements. Celui-là de retour de la vallée racontait les bruits qui circulaient. Le permissionnaire disait ses impressions sur l'arrière. Toutes les armes tous les grades étaient représentés dans cette société de passage. On y vit un ministre, des députés, des médecins inspecteurs et principaux et combien de fois les autorités civiles locales. Avec tous c'était la question d'Alsace qui revenait sans cesse.

Une âme animait cette maison hospitalière celle du médecin chef, le Dr Faussié, âme toujours cordiale que la gaieté ne quittait que lorsqu'elle se penchait avec une infinie bonté sur les blessés et les malades.

§ 2. — Une évacuation en hiver

C'est vers neuf heures du matin que le convoi de blessés se met en route. A cette heure les évacuations des premières lignes ne sont plus à attendre, et le chemin, s'il a fait mauvais la nuit, a pu être dégagé. Encore fera-t-on bien de s'assurer au dernier moment que l'accès est possible ; trop souvent le faible vent de la vallée ne laisse pas prévoir la bourrasque de la montagne.

Avant le départ, la visite est passée ; il faut évacuer le plus possible. L'Ambulance est petite et vite remplie. Qui sait si pendant plusieurs jours de suite, le chemin d'évacuation n'étant plus libre, elle ne sera pas « bloquée ».

La route est déblayée aujourd'hui ; on en profitera. Malades, moyens et petits blessés, tous ceux qui ont besoin de plus de quelques jours de repos s'en iront vers les centres hospitaliers de la vallée. Les pansements sont-ils à refaire? Les blessés et malades, désignés la veille sont-ils en état de faire le voyage? Quels sont ceux qui pourront, voyageant assis, se partager à quatre les places d'un seul traîneau et ceux qui devront partir couchés? Autant de questions qu'il faudra résoudre.

L'embarquement est long. Peu importe au reste la route devant l'Ambulance est, par un camouflage, soustraite à la vue de l'ennemi. On dirait un départ pour une expédition polaire. Trois heures durant le blessé sera immobile, il aura froid si on ne prend pas de grandes précautions. Hautes chancelières en peau de mouton, avec bouillotes chaudes au fond pour les pieds, nombreuses couvertures pour le corps, passe-montagne pour la tête, et voilà le blessé équipé pour affronter les pires températures. On n'oublie pas les sacs et les armes, il faut les charger sur le traîneau; un soldat même malade, même blessé, ne saurait quitter son équipement. Tout est prêt. Les bâches sont abaissées, le convoi se met en route; les mulets impatients partiraient d'un bon trot, s'ils n'étaient tenus en bride. Mais l'ordre est formel : chargés, les traîneaux ne doivent aller qu'à l'allure du pas; le conducteur doit-être à la bride. Aussi bien l'ardeur des mulets est vite calmée. Bientôt la route monte à travers bois. Elle court encore un instant au fond de la vallée, puis c'est l'ascension. Le traîneau s'engage sous la haute futée des sapins. S'il fait beau, la bâche pourra être relevée et le paysage défilera sous les yeux.

Le site sévère est impressionnant de majesté pour le moins sensible aux beautés de la nature. D'une richesse merveilleuse de teintes au printemps et à l'automne, les Vosges sont pendant le long et rude hiver uniformes sous leur linceul de neige. Mais rien ne sied mieux à la gravité de leur décor.

De grands arbres encadrent la route. Hauts et droits, sapins pour la plupart, rois de la forêt comme dit la chanson des enfants d'Alsace. Tantôt serrés les uns contre les autres, ils ont un tronc dépouillé en bas, et seules les branches supérieures forment un large couronnement où s'entasse la neige. Tantôt

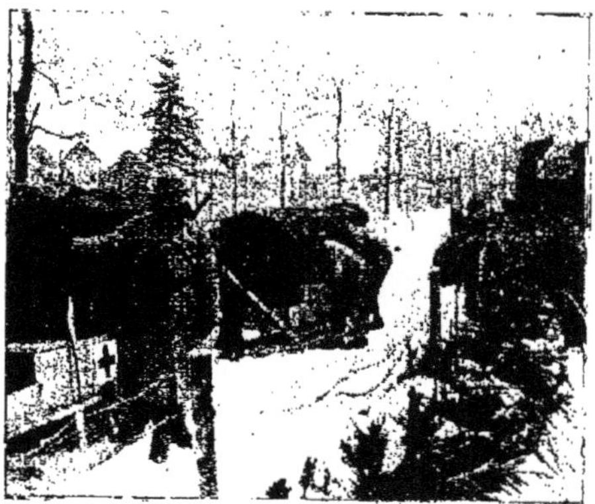

Le départ. Chargement des traîneaux.

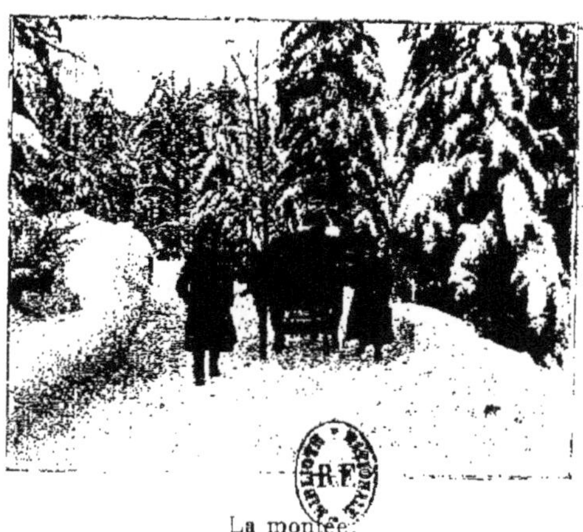

La montée.

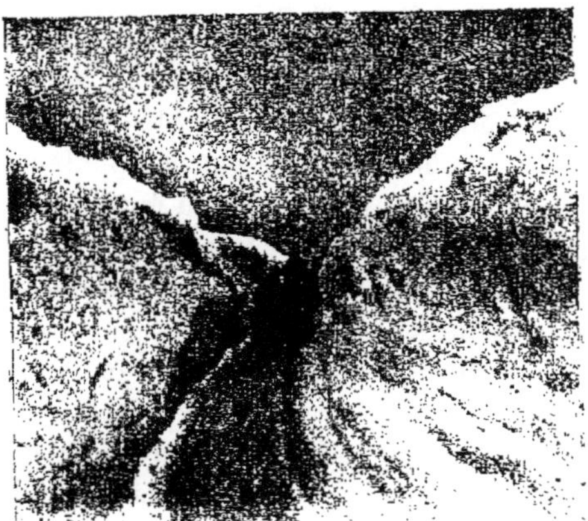

Le chemin de neige sur les sommets. (1100 mètres).

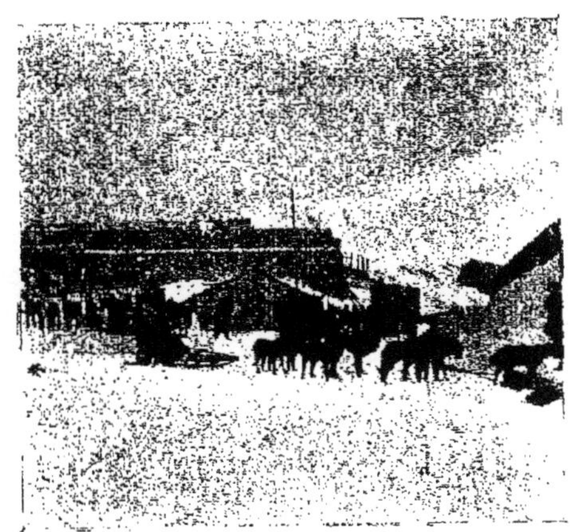

Relai de l'Ambulance où attend l'automobile (900 mètres).

isolés ils ont pu étaler leurs larges branches; et sur elles ployées jusqu'au sol la neige amoncellée atteint d'énormes épaisseurs. Les plus jeunes arbres ne sont qu'une sorte d'amas conique de neige. On dirait une ébauche dans un bloc de marbre blanc.

Par endroits, les hêtres disputent les pentes aux résineux. Mais pour aller chercher la lumière au faîte des grands sapins, ils ont dû pousser en hauteur. Et jeunes ils ne sont que d'immenses troncs frêles que le poids de la neige glacée courberait jusqu'au sol s'ils ne s'étayaient les uns sur les autres en des enchevêtrements étranges. Sur le bord de la route faute de trouver le soutien nécessaire, ils viennent former de vrais arceaux glacés du plus curieux effet. Et de partout, des branches de sapin, comme celles des hêtres, des pentes du rocher inondé, comme des bords du ruisseau, pendent d'innombrables stalactites de glace. Le soleil éclate sur les crêtes couvertes de neige. Entre les branches il s'insinue jusqu'aux profondeurs de la forêt, et sa lumière vient jouer sur les paillettes de la neige gelée et sur les fines broderies de la glace cristallisée. Le calme est impressionnant dans la forêt quand le canon ne répercute pas à l'infini dans les vallées ses fortes résonnances. C'est à peine si l'on entend les aboiements lointains des chiens des attelages canadiens impatients du départ, ou les secousses rythmées des lourds bats d'un convoi de mulets dévalant les pistes abruptes.

Avec quelle joie le blessé léger se laisse gagner par la beauté du spectacle! Quel contraste avec l'impression de richesse, que même sous la neige lui donne cette forêt; et l'impression de désolation que lui a laissé cette montagne où il se battait. Plus rien là-bas sur la terre bouleversée; les arbres n'étaient plus que des sortes de bras inutiles tendus vers le ciel, et l'on apercevrait autre chose que des débris d'engins de guerre de toutes sorte. Qui donc oserait reprocher à celui qui porte les marques du devoir accompli, la joie qui lui vient au cœur, quand l'attendent le repos à l'hôpital et la permission dans la famille.

Rien ici ne rappellerait la guerre tout au long de la route si on n'apercevait de loin en loin, des camps. Curieuses agglomérations que ces camps; faits de baraques en rondins ou en planches et d'abris de bombardement. Là, vivent dissimulés sous les grands arbres des hommes de toutes armes. « Embusqués » dira peut-être quelqu'évacué. Et ce sera pendant longtemps dans le traîneau la perpétuelle question de l'embusqué qui se débattra. Tout à l'heure la silhouette lasse du permissionnaire au retour, encombrée de musettes et de paquets de toutes espèces rappellera aux hommes leur autre sujet de conversation : la Permission.

La route qui mène au col de... est longue. Nombreux en sont les détours; le traîneau glisse lentement. De temps à autre une halte est nécessaire pour le repos des mulets; des tournants garages ont été disposés a cet effet. Les R. A. T. qui ont fait ces chemins n'ont pas oublié d'écrire sur les poteaux indicateurs, les noms glorieux donnés par eux à ces relais. Pauvres relais que marquent seulement, ici un sapin couché en guise de banc, là un tronc evidé plein d'eau tenant lieu d'abreuvoir.

On repart, la route monte encore; mais la vue s'étend. Par l'encadrement des hauts sapins le regard plonge dans la vallée, et jusqu'aux horizons montagneux des Vosges; dont la crête ondulée formait la frontière qui demain ne sera plus.

Sous le linceul blanc tout est uniforme. Pourtant l'œil retrouve sur le flanc des montagnes, la ligne droite de cette sorte d'escalier par ou le schlitteur dévalait les pentes avec sa lourde charge, et la tache sans arbres que fait le (wasen) d'une (marcairerie) abandonnée.

Les chemins d'évacuation des autres ambulances au travers des camouflages qui les dissimulent offrent des échappées plus caractéristiques de ces montagnes : celui-ci sur ce lac vosgien aux couleurs profondes, laissé là par l'action glacière; celui-là sur le panorama de la plaine de l'Alsace. Ici la vue est tournée vers l'ancienne frontière et sur ce coin... de terre redevenu français. Peu de spectacles portent autant aux réflexions heureuses.

Mais tout à coup, le traineau débouche de la forêt. Le paysage change; on atteint la haute chaume des sommets vosgiens.

Cette croupe arrondie ou pousse en été une herbe sèche est maintenant couverte d'une grande épaisseur de neige.. Tout est ici indice de la force du vent. Les rares arbustes rabougris qui poussent sur ces croupes sont les premiers témoins de la rigueur du climat. Ils donnent une impression de souffrance ; avec leurs branches torturées ils apparaissent comme ramassés sur eux même dans un incessant effort contre le vent. On dirait que la glace les a figés dans cette attitude d'après lutte. Une arête épineuse de givre s'est disposée le long des branches ; le tout est jeté d'un même côté dans le même sens ; celui du vent.

La rigueur du climat est grande pendant l'hiver mais, contraste étrange, les rares beaux jours y sont radieux. Aucun panorama n'a autant de majesté. Le poilu n'y reste pas insensible. On se croirait dans une ile, à vos pieds c'est la vaste mer de nuages ; tantôt nuages arrondis rappelant la houle convulsée de l'océan en furie, tantôt nuages en nappe unie évoquant la mer aux jours de calme.

A droite, émergeant de cet infini, les principaux ballons de la chaine : Ballon de Servance, Ballon d'Alsace, Hohneck, se suivent comme autant d'iles aux teintes bleuâtres.

Plus loin vers le sud apparaît la chaine oblique du jura français. Et tout au fond au sud derrière le Jura Suisse, s'estompant dans les vapeurs du lointain la chaine des Alpes à la silhouette tourmentée. Aux jours les plus clairs on peut reconnaître les différents pics dont les glaciers accrochent les rayons du soleil.

A gauche enfin l'horizon est barré par la Forêt Noire « chaine jumelle des Vosges », bientôt nouvelle frontière, un tel panorama est un spectacle inoubliable pour les yeux qui l'ont une fois contemplé.

Mais la large vue disparaît ; le traineau s'engage entre les murailles de neige étincelantes. La hauteur des bords de ce long couloir est variable ; ici une falaise de quatre à cinq mètres de hauteur, le simple bord de un à deux mètres qui laisse encore la vue plonger vers l'horizon. Encore une petite heure à cheminer dans ce boyau et bientôt le relai sera là ou attend l'automobile.

* *
*

Mais rares sont les beaux jours où l'évacué peut de son traineau se plaire à regarder le paysage. Les jours de mauvais temps sont de beaucoup les plus fréquents. Tant qu'elle court dans la forêt sur les pentes la route est abritée ; mais dès qu'elle débouche sur le sommet elle entre dans le nuage humide et sombre ; le temps est aigre et le froid serait très pénétrant si le blessé n'était amplement prémuni contre lui.

Parfois le vent se lève ; en quelques heures la bourrasque est là. Le mieux aux jours de grands vents est de suspendre les évacuations. N'est-il pas arrivé que le convoi ait dû faire demi tour en arrivant au col.

Mais une fois en chemin on tentera d'arriver. Tous ceux qui ont fait cette traversée de B..., aux jours de rafale en garderont le souvenir. Chacun a fait la réflexion qu'une description exacte d'une pareille tempête paraîtra toujours au-dessous de la vérité. De l'avis des chasseurs alpins qui ont passé les hivers de la guerre sur la montagne c'est l'un des plus mauvais coin, sinon le plus mauvais ; ici plus que partout le vent souffle. Et pourtant la tempête dans les Vosges a dès longtemps frappé l'imagination populaire ; du moins un vieux dicton Alsacien l'affirme : en ce jour là dit-il « s'entend le hurlement plaintif des âmes de vendeurs qui ont trompé l'acquéreur sur leurs terres ». Calfeutré dans son traineau le blessé ne songe guère à regarder dehors. Il entend la bourrasque sifler avec rage. Les parois de la bâche sont repoussées avec violence comme la voile de la barque surprise par le gros temps.

Aussi bien regarder est presque impossible ; l'atmosphère est faite de poudre de neige gelée. On croirait de gros grains de sable soulevés par le vent ; on comprend que les voyageurs aient souvent comparés les tempêtes des montagnes neigeuses à celles du désert. Les yeux fouettés par ce grésil, le conducteur avance avec peine, comme à tâtons dans une épaisse nuée.

Malheur à celui qui se laissera surprendre ici par la nuit tôt venue!

Pour le moment les R. A. T. travaillent à tenir libre l'étroit passage qu'ils déblaient depuis plusieurs heures. Par petits groupes leurs étranges silhouettes apparaissent dans la sorte de brume polaire que forme le brouillard opaque. Pour éviter le froid, ils ont mis sous leurs bourgerons imperméables, leurs capotes, et leurs vestes, force tricots, gilets et chandails : le soldat porte sur lui tous les vêtements qu'il possède quand il fait froid ; parfois même il jette sur le tout sa toile de tente. Le visage rougi par la morsure du froid apparaît à peine sous le casque enfoncé et le passe montagne ; la moustache se prolonge en des glaçons pendants. Sans doute le brave territorial a des chaussons de neige très confortables, un bourgeron imperméable, ou se figera la glace en une sorte de carapace. Mais quelques précautions qu'on ait prise pour atténuer la rigueur de son sort, il est bien dur encore le métier qu'il exerce. Dans le traineau d'évacuation, le jeune soldat donnera une pensée a ces « peperes de la route occupés sans murmures à une tâche sans gloire ». Hommage trop souvent oublié et pourtant si souvent mérité.

Quand la tempête a souflé toute la nuit c'est à peine si le couloir est déblayé ; souvent il faut arrêter. Comme le vent la neige est capricieuse, elle s'amoncelle à certains endroits en de vrais barrages. Là les parois du chemin atteignent des hauteurs énormes. Les longues balises qui marquent la route y disparaissent ; et pourtant leur hauteur semblait d'une prévision ridicule en été.

Les garages si utiles n'ont pas encore été déblayés et les convois souvent ne peuvent se croiser ; c'est alors l'arrêt de longues théories de mulets, de lugges attelés de leurs chiens, des traîneaux de toutes espèces ; le chasse-neige avec ses huit chevaux viendra bientôt pour sa part contribuer à l'encombrement.

Seul le traineau a chien aura vite fait de « déboiter », le chien de tête jeté par le conducteur au-dessus de la paroi, les autres grimperont à sa suite et le léger véhicule courra bientôt sur la neige, hors de la route. Mais les autres traineaux devront attendre et attendre par le froid qu'il fait serait bien dur si le blessé n'était confortablement installé dans ses couvertures et sa chancellière. Mais, cette partie de la route la plus mauvaise est aussi la dernière ;. bientôt le chemin descend et arrive à l'anbulance... où attendent les autos.

CONCLUSIONS

Des discussions nombreuses se sont engagées sur la question de l'intérêt qu'il peut y avoir à placer les services chirurgicaux de l'Armée à proximité des lignes. L'idée du « poste chirurgical avancé » n'a pas prévalu. Ce poste est demeuré un système d'exception.

L'Ambulance Alpine apparaît comme un exemple du poste chirurgical avancé rendu indispensable par les conditions spéciales de la guerre de montagne.

A ce rôle essentiel chirurgical l'Ambulance Alpine en ajoute d'autres : évacuations, soins donnés aux isolés dans les postes de réconfort, entretien des cimetières de montagne etc., qui donnent à son activité une physionomie spéciale.

Cette page d'histoire médicale de la guerre nous a paru mériter d'être écrite.

Vu : le Président,
LEJARS

Le Doyen
ROGER

Vu et permis d'imprimer,
Le Vice-Recteur de l'Académie de Paris,
POINCARÉ

COULOMMIERS

IMP. DESSAINT ET Cie